D846 Deus me fez especial : ajudando crianças a verem o valor de cada pessoa / Joni and Friends ; prefácio por Joni Eareckson Tada ; ilustrado por Trish Mahoney ; escrito por Chonda Ralston. – São José dos Campos, SP: Fiel, 2021.
1 volume [não paginado] : il. color.
Tradução de: God made me unique: helping children see value in every person.
ISBN 9786557230732
1. Autoestima – Aspectos religiosos – Cristianismo – Literatura infantojuvenil. 2. Identidade (Psicologia) – Aspectos religiosos – Cristianismo – Literatura infantojuvenil. 3. Respeito pelas pessoas – Literatura infantojuvenil. I. Tada, Joni Eareckson, prefácio. II. Mahoney, Trish, il. III. Ralston, Chonda, aut.
CDD: 248.864

Catalogação na publicação: Mariana C. de Melo Pedrosa – CRB07/6477

Deus me fez especial: Ajudando crianças a verem o valor de cada pessoa
Traduzido do original em inglês: God made me unique: helping children see value in every person

Copyright do texto © 2019 por Joni and Friends
Copyright da ilustração © 2019 por Trish Mahoney

Publicado originalmente por New Growth Press, Greensboro, NC 27404, USA.

Copyright © 2019 Editora Fiel
Primeira edição em português: 2021

Todos os direitos em língua portuguesa reservados por Editora Fiel da Missão Evangélica Literária.
Proibida a reprodução deste livro por quaisquer meios sem a permissão escrita dos editores, salvo em breves citações, com indicação da fonte.
Todas as citações bíblicas foram retiradas da Nova Versão Internacional (NVI);

Diretor: Tiago Santos
Editor-chefe: Tiago Santos
Supervisor Editorial: Vinicius Musselman
Editora: Renata do Espírito Santo
Coordenação Editorial: Gisele Lemes
Tradução: Meire Santos
Revisão: Renata do Espírito Santo
Adaptação Diagramação e Capa: Rubner Durais
Ilustração: Trish Mahoney
Escritora: Chonda Ralston
ISBN (impresso): 978-65-5723-073-2
ISBN (eBook): 978-65-5723-074-9

Impresso em Dezembro de 2024, na Hawaii Gráfica e Editora

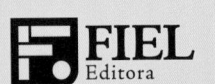

Caixa Postal, 1601 | CEP 12230-971
São José dos Campos-SP
PABX.: (12) 3919-9999
www.editorafiel.com.br

DEUS ME FEZ ESPECIAL

Ajudando crianças a verem o valor de cada pessoa

Joni and Friends

Prefácio por
Joni Eareckson Tada

Ilustrado por
Trish Mahoney

Escrito por
Chonda Ralston

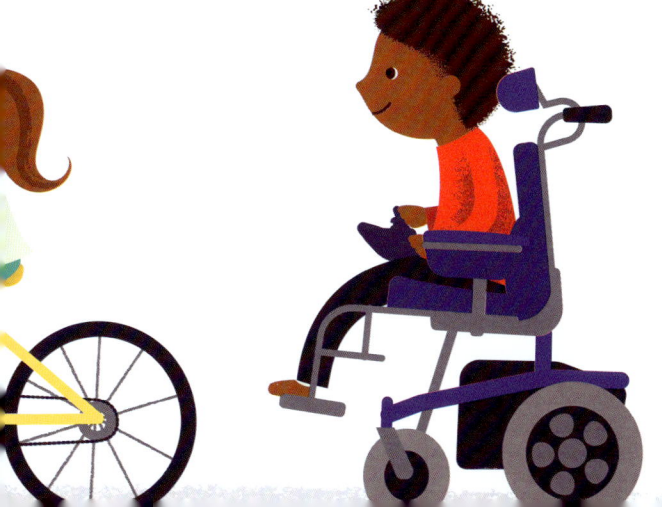

Contudo, Senhor, tu és o nosso Pai.
Nós somos o barro; tu és o oleiro.
Todos nós somos obra das tuas mãos.

Isaías 64.8

Queridos pais e cuidadores,

Obrigada por separar esse tempo para ler *Deus me fez especial* para os seus pequenos. Este livro foi escrito para ajudar você a ensinar as crianças que Deus cria cada indivíduo de modo especial e que, algumas vezes, as deficiências fazem parte do plano dele, seja como resultado de uma condição de nascimento, um acidente ou uma enfermidade. Nós queremos que as crianças entendam que toda pessoa é feita à imagem de Deus e tem um valor enorme, independentemente de sua aparência ou habilidade.

Sou Joni Eareckson Tada e, quando eu tinha dezessete anos de idade, quebrei meu pescoço em um acidente de mergulho que me deixou tetraplégica. No início, eu lutei tentando compreender como uma tragédia assim poderia fazer parte do plano de Deus para mim. Graças ao amor do nosso Pai celestial e ao apoio da minha família e amigos, consegui obter uma perspectiva diferente sobre as minhas incapacidades e um senso renovado de propósito para a minha vida. Em 1979, dei início ao ministério *Joni and Friends*, a fim de servir de porta-voz para pessoas com deficiências e ajudar a igreja a entender melhor como caminhar juntamente com famílias marcadas pela deficiência.

Nós queremos eliminar o medo e as concepções erradas a respeito daqueles que têm necessidades especiais e enfatizar o fato de que toda pessoa merece ser tratada com bondade e respeito. Nesta história, as crianças são incentivadas a fazer perguntas e a obter melhor compreensão a respeito de sua nova amiga com deficiência. Nós cremos que um diálogo aberto pode ajudar as crianças a substituir palavras duras e olhares frios por perguntas honestas e empatia. Se você tem esse livro em mãos, então você já deu um passo na direção certa e eu te admiro... por se importar com aqueles que possuem deficiência e por estar disposto a ensinar aos seus pequenos uma maneira melhor de interagir com o próximo. No final do livro, você encontrará informações e recursos adicionais para equipá-lo.

Torcendo por você,

Joni

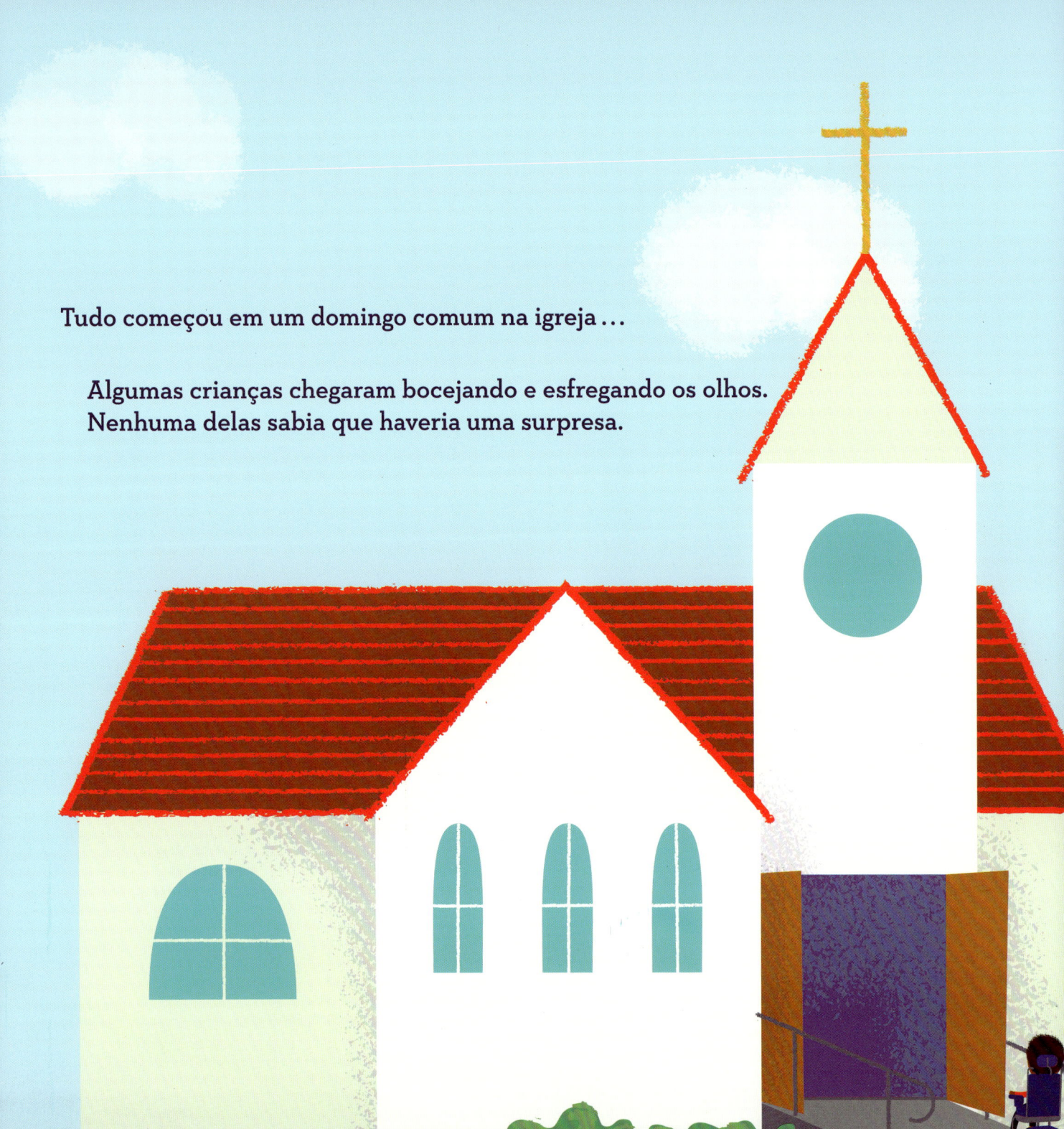

Tudo começou em um domingo comum na igreja...

Algumas crianças chegaram bocejando e esfregando os olhos. Nenhuma delas sabia que haveria uma surpresa.

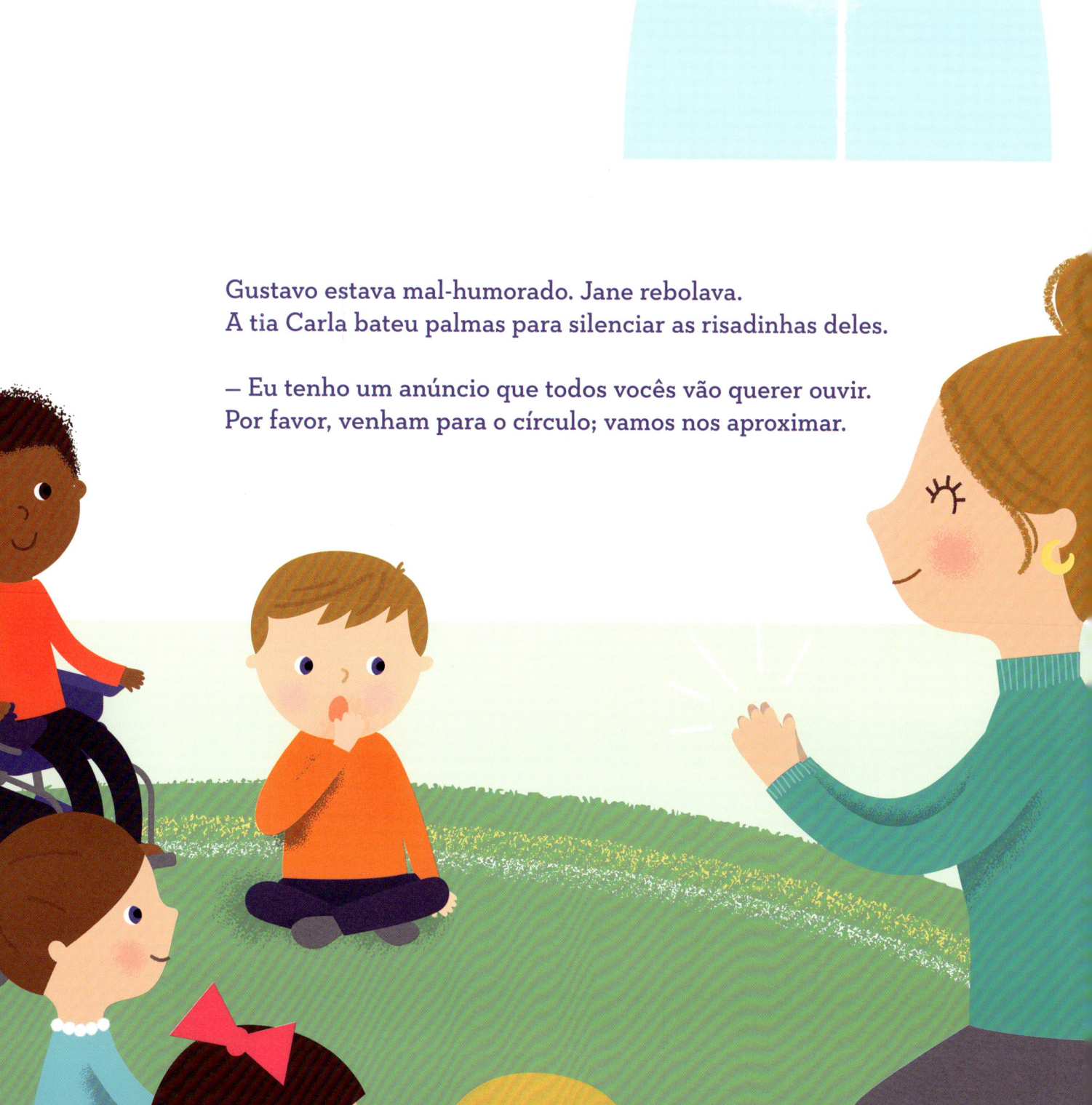

Gustavo estava mal-humorado. Jane rebolava.
A tia Carla bateu palmas para silenciar as risadinhas deles.

— Eu tenho um anúncio que todos vocês vão querer ouvir.
Por favor, venham para o círculo; vamos nos aproximar.

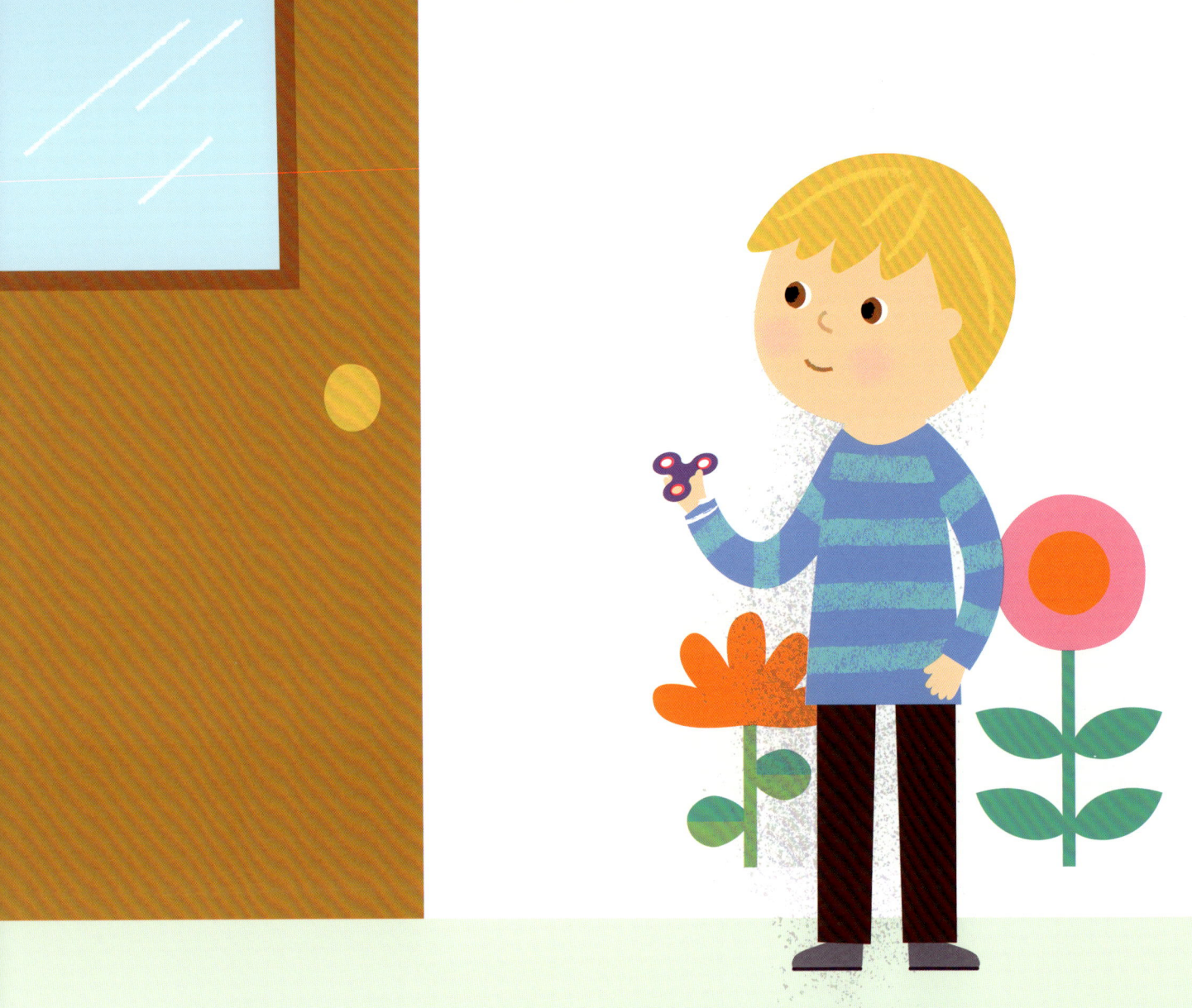

Tia Carla se sentou esperando as crianças fazerem silêncio.
Todas elas se sentaram vagarosamente; isto é, exceto William.

Ele ficou em pé no fundo da sala com um pequeno brinquedo de rodar;
sua mãe sempre diz que ele é um menininho muito inquieto.

O brinquedo o ajuda a ficar focado – mantém suas mãos para si mesmo.
A tia Carla guarda alguns outros brinquedos desse tipo lá em cima em sua estante.

— Obrigada por me darem toda a sua atenção. Antes de começarmos, tenho novidades para vocês.

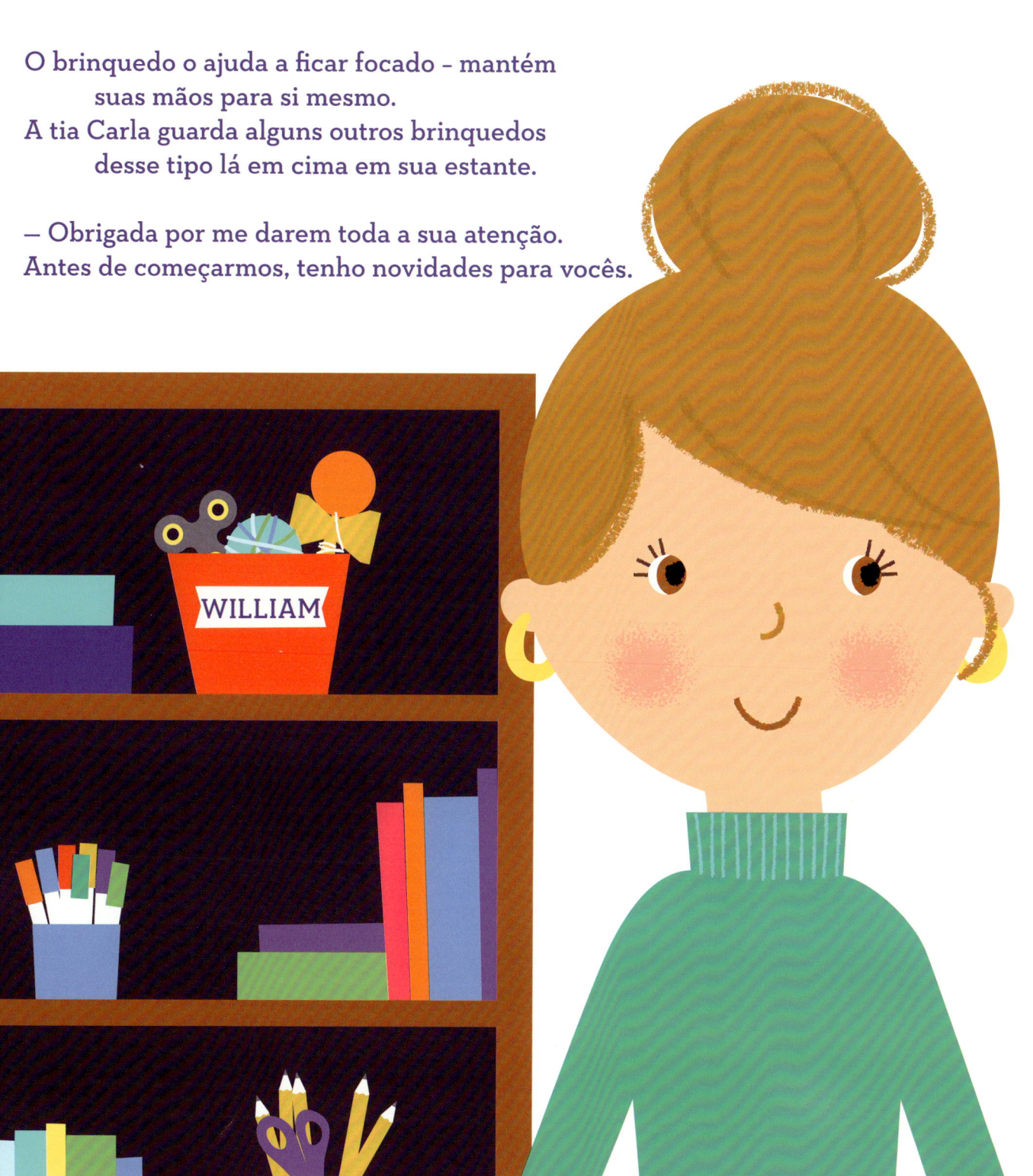

— Há uma amiga que entrará para a nossa sala esta semana.
O nome dela é Beatriz e, assim como nós, ela é especial.

A família dela se mudou para
cá há apenas duas semanas.

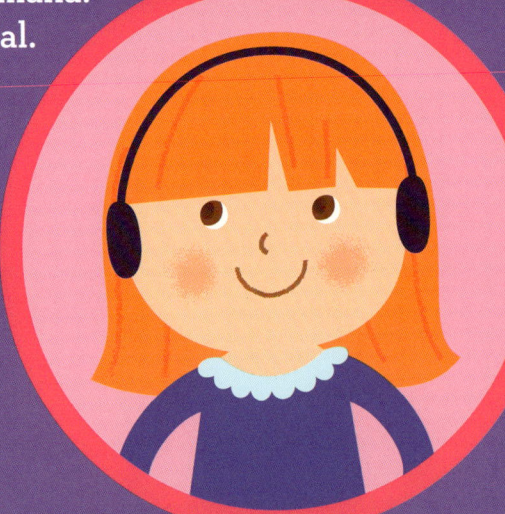

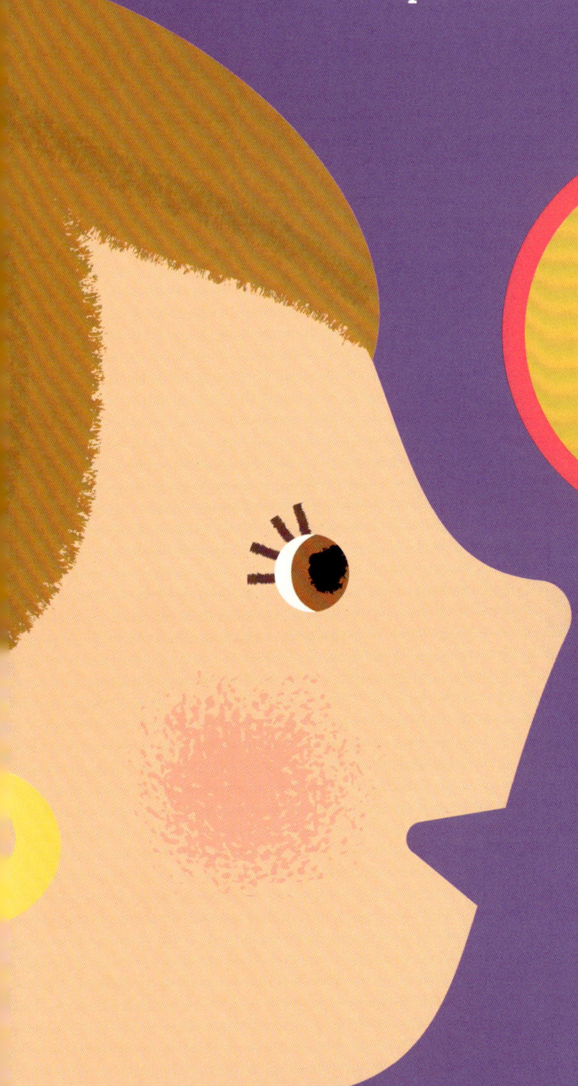

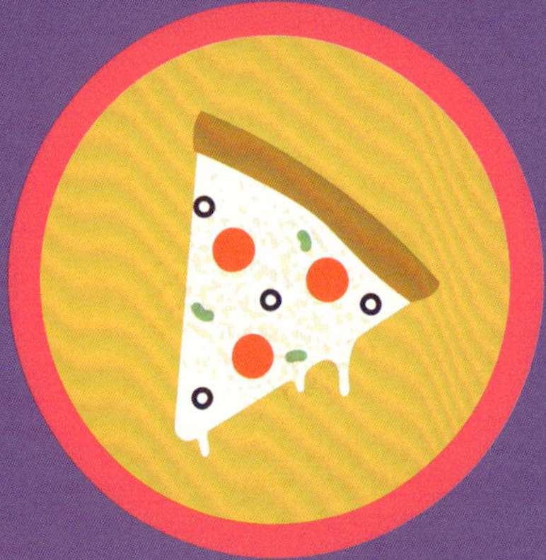

**Ela ama comer pizza;
O nome do cachorro dela é Pingo.**

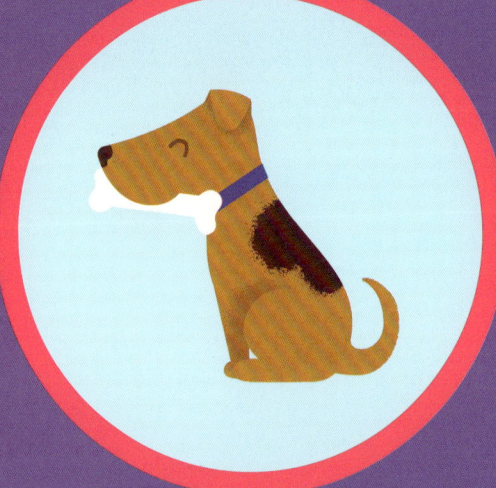

Os primeiros dias podem ser difíceis, quando todas as coisas são novas.
Como o primeiro dia de escola por exemplo - você não acha?

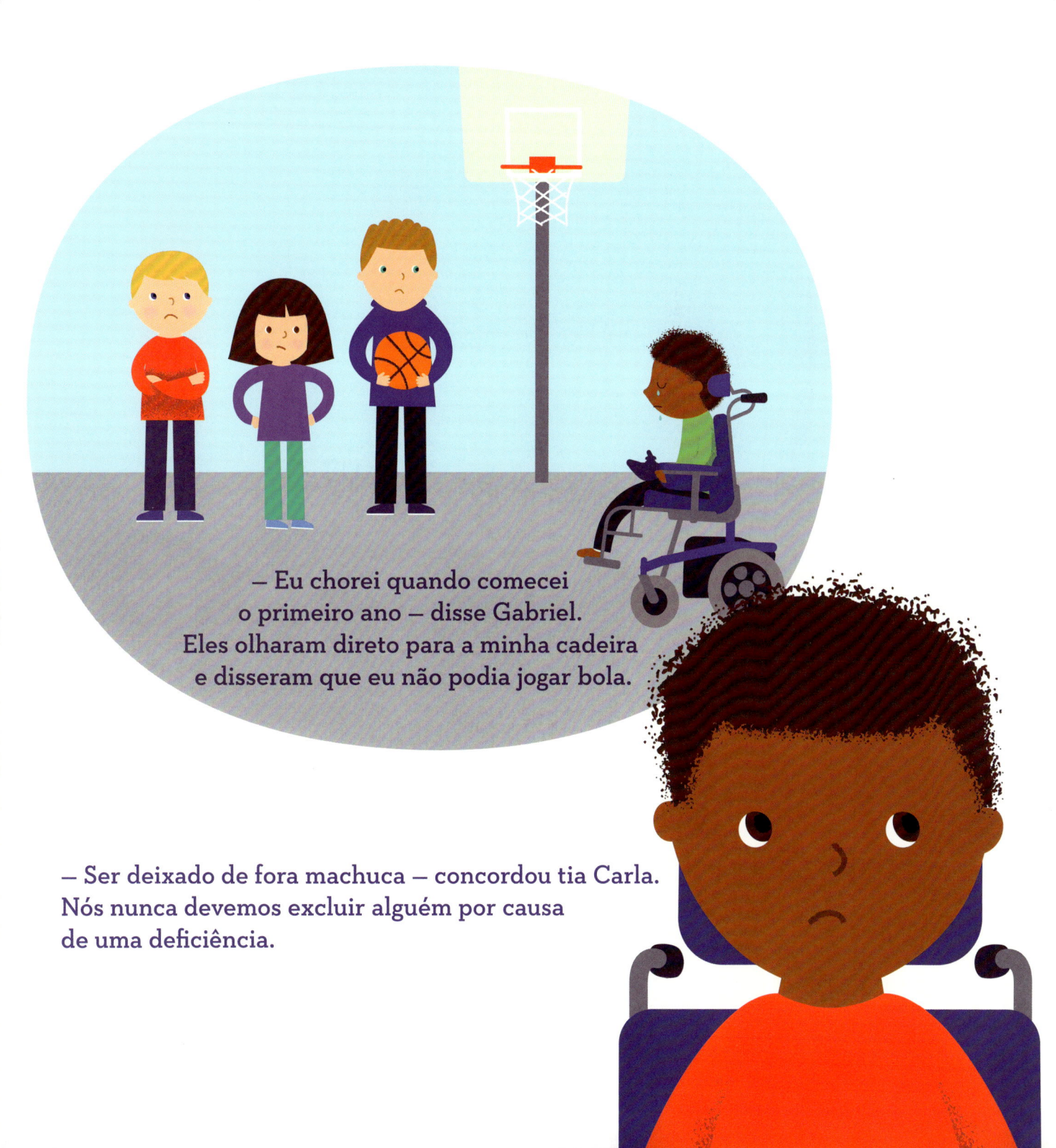

— Eu chorei quando comecei o primeiro ano — disse Gabriel. Eles olharam direto para a minha cadeira e disseram que eu não podia jogar bola.

— Ser deixado de fora machuca — concordou tia Carla. Nós nunca devemos excluir alguém por causa de uma deficiência.

— Nós estamos todos aqui, nesta manhã, para falar sobre

necessidades especiais.

Você já ouviu essa frase?
Você sabe o que ela significa?

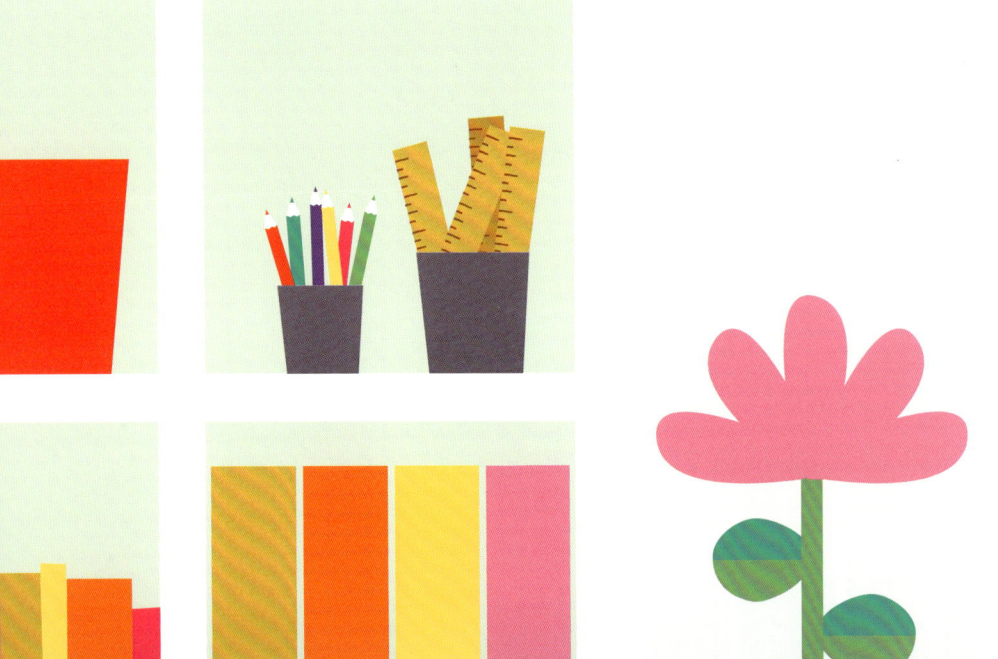

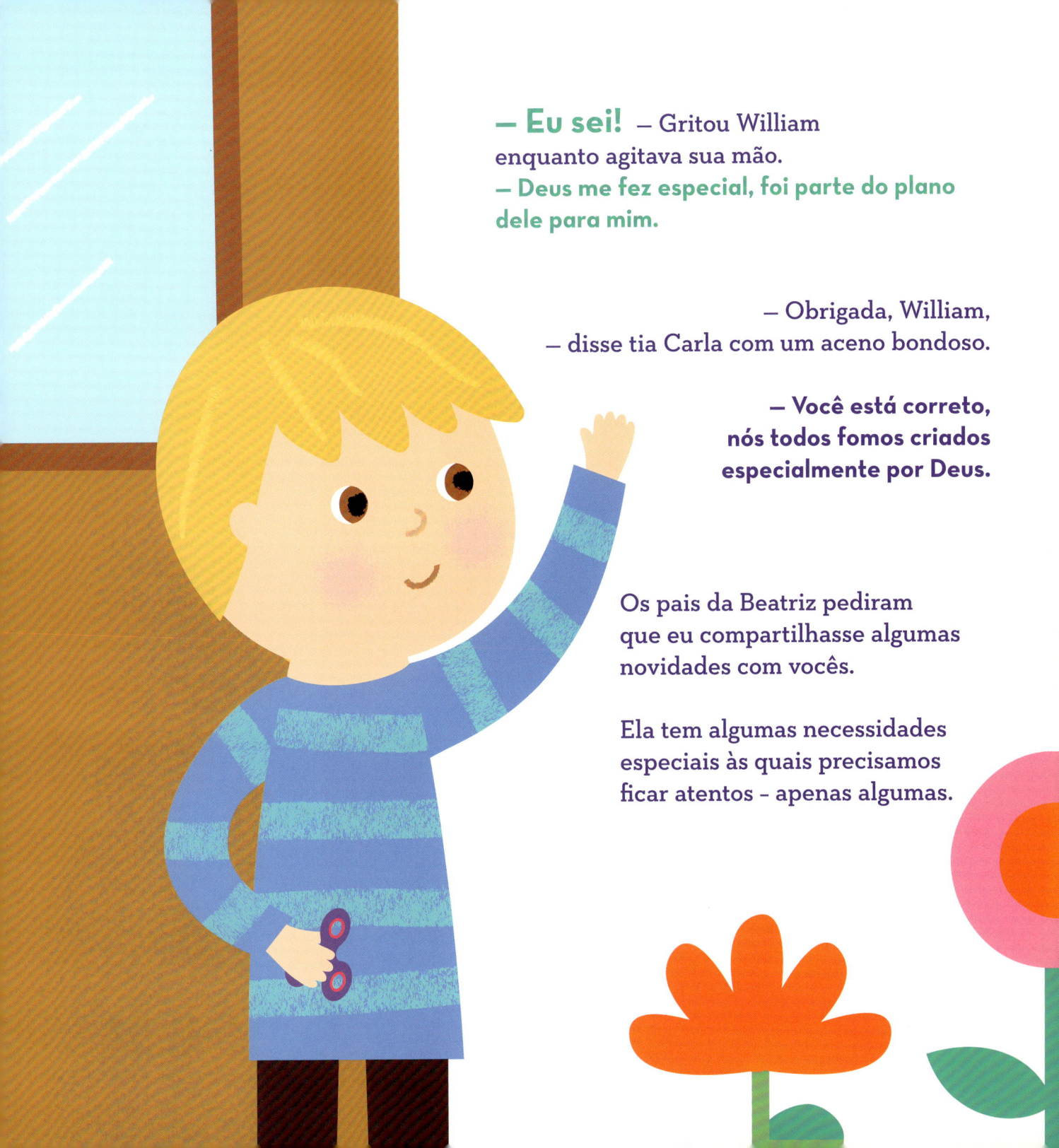

— **Eu sei!** — Gritou William enquanto agitava sua mão.
— **Deus me fez especial, foi parte do plano dele para mim.**

— Obrigada, William, — disse tia Carla com um aceno bondoso.

— **Você está correto, nós todos fomos criados especialmente por Deus.**

Os pais da Beatriz pediram que eu compartilhasse algumas novidades com vocês.

Ela tem algumas necessidades especiais às quais precisamos ficar atentos – apenas algumas.

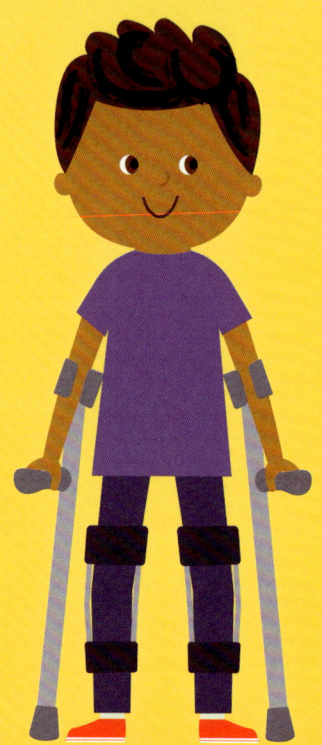

— Algumas vezes, nós chamamos as deficiências de 'necessidades especiais'. Algumas são bem nítidas e outras não podemos ver.

Vocês têm amigos que usam aparelhos para ajudar suas pernas a andar.

Ou amigos que são surdos e usam suas mãos para falar.

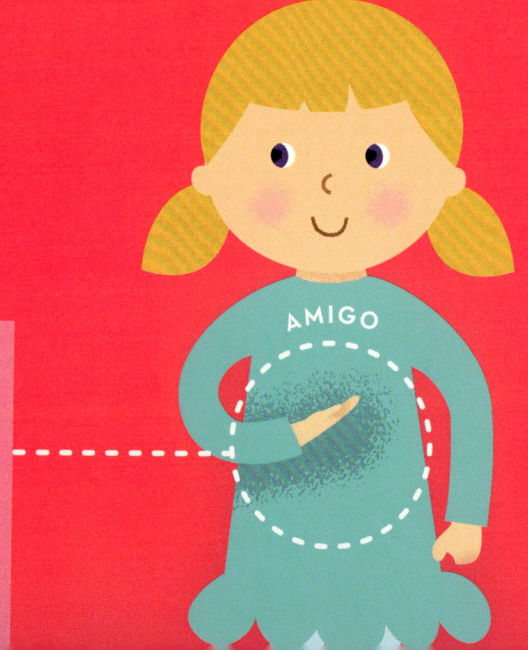

LIBRAS (Língua Brasileira de Sinais)

Para fazer o sinal de amigo, segure a mão aberta com o indicador virado para dentro, a palma para cima, e cruze-a em relação ao corpo (lado aposto do braço) tocando o peito (perto do coração).

Gabriel usa sua cadeira de rodas para se movimentar rápido.

— Você já ouviu ele buzinar enquanto passava ligeiro?

BEEP!
BEEP!!

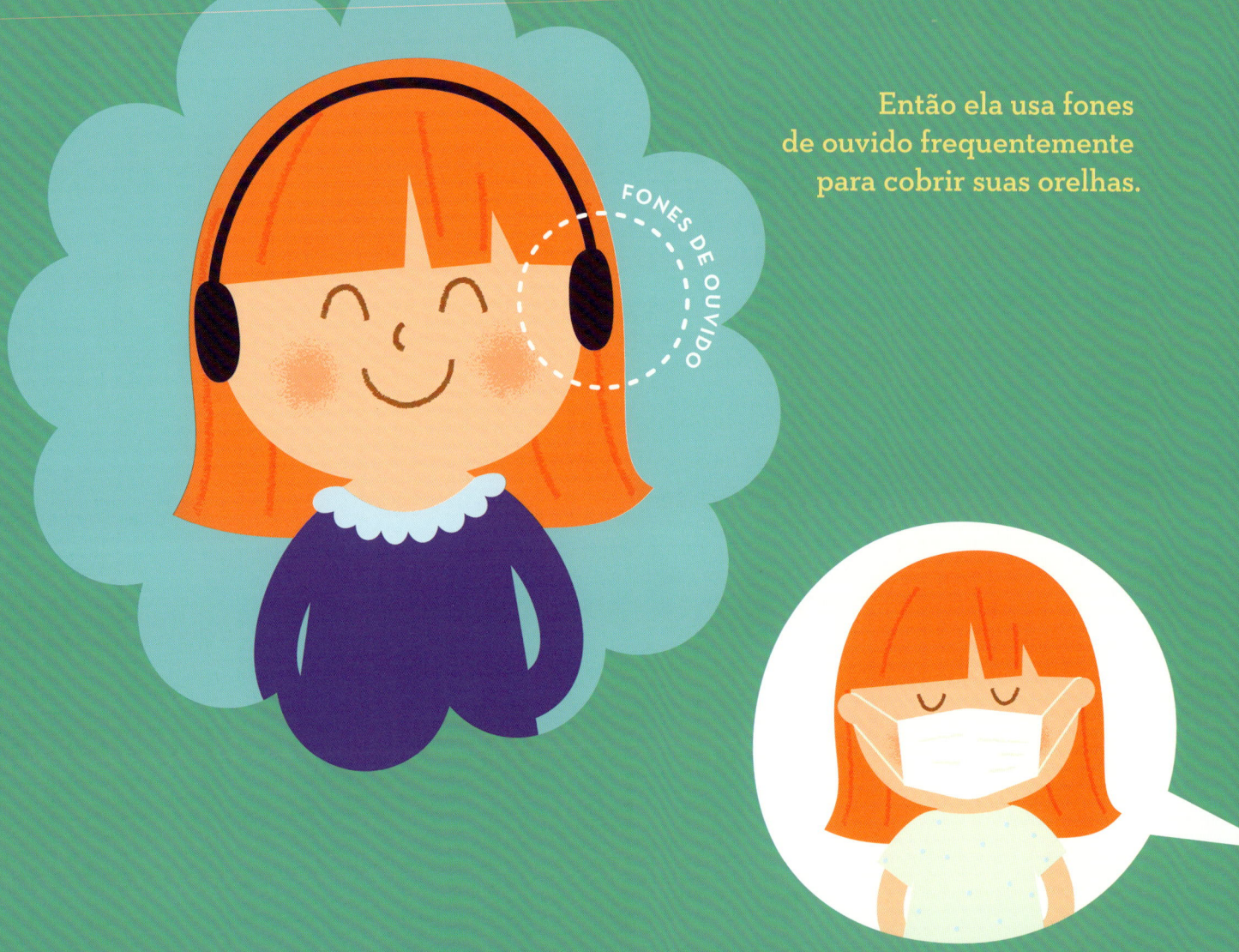

Beatriz não gosta de alguns sons ou barulhos fortes que ela ouve.

Então ela usa fones de ouvido frequentemente para cobrir suas orelhas.

FONES DE OUVIDO

O braço de Letícia se levantou rapidamente no ar.
— Tem alguma coisa errada? A nossa nova amiga Beatriz está doente?

— Deficiências não são germes que você passa para outros.
Elas fazem parte da criação, não há necessidade de ficar com medo.

Nós lemos no Salmo 139 que Deus nos fez.
Ele nos fez especiais; cada um de nós é único.

Deus, nosso Criador, nos fez com todo cuidado.
Ele planejou cada característica, desde nossos dedos
do pé até o nosso cabelo.

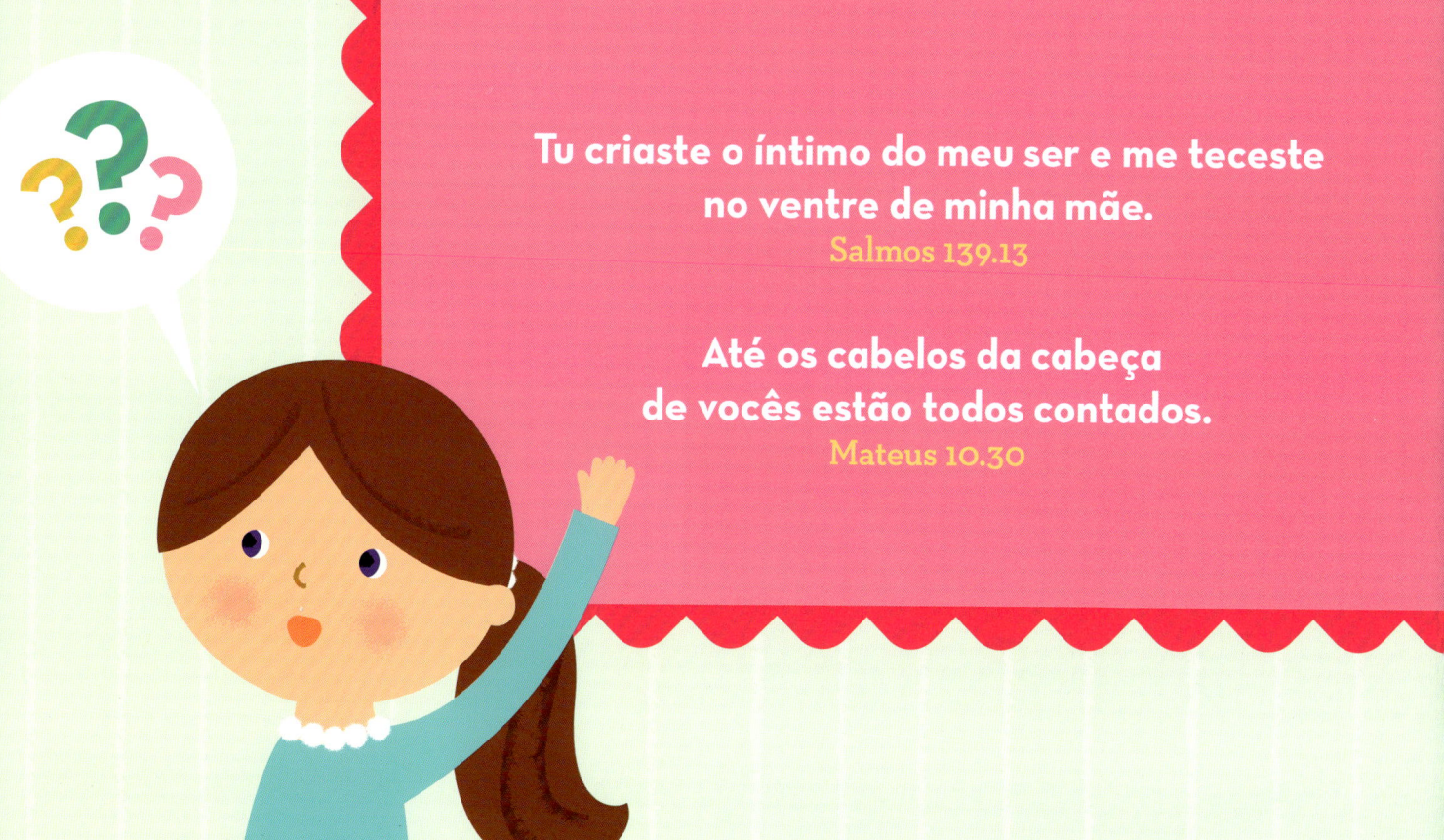

**Tu criaste o íntimo do meu ser e me teceste
no ventre de minha mãe.**
Salmos 139.13

**Até os cabelos da cabeça
de vocês estão todos contados.**
Mateus 10.30

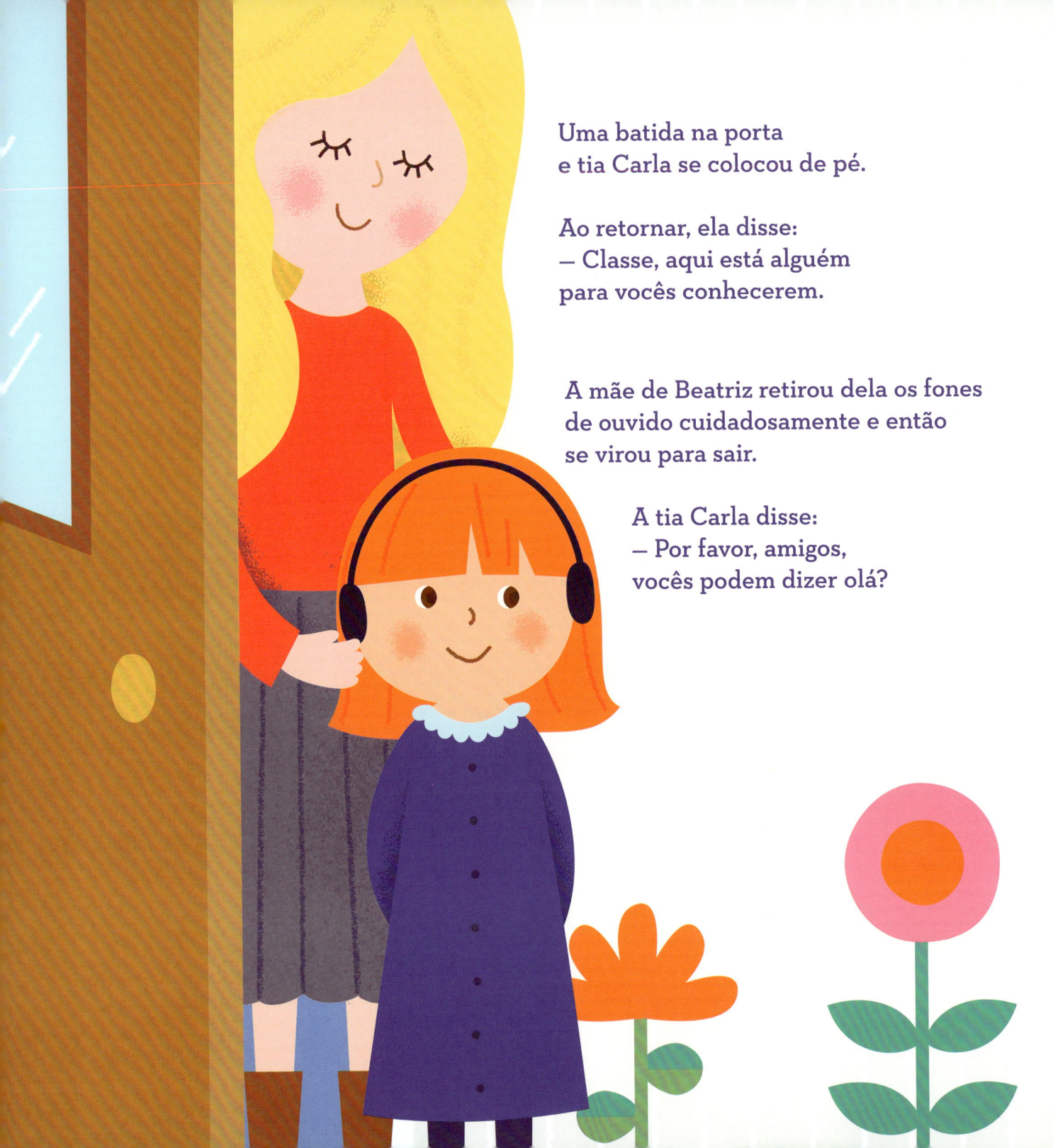

Uma batida na porta
e tia Carla se colocou de pé.

Ao retornar, ela disse:
— Classe, aqui está alguém
para vocês conhecerem.

A mãe de Beatriz retirou dela os fones
de ouvido cuidadosamente e então
se virou para sair.

A tia Carla disse:
— Por favor, amigos,
vocês podem dizer olá?

— Por favor, venham para o círculo e nós continuaremos a nossa lição. A Bíblia é o lugar onde encontramos respostas para as nossas perguntas.

Nós estávamos falando sobre como Deus nos fez especiais.
    Desde o topo da nossa cabeça
        até a sola do nosso pé.

Oi!

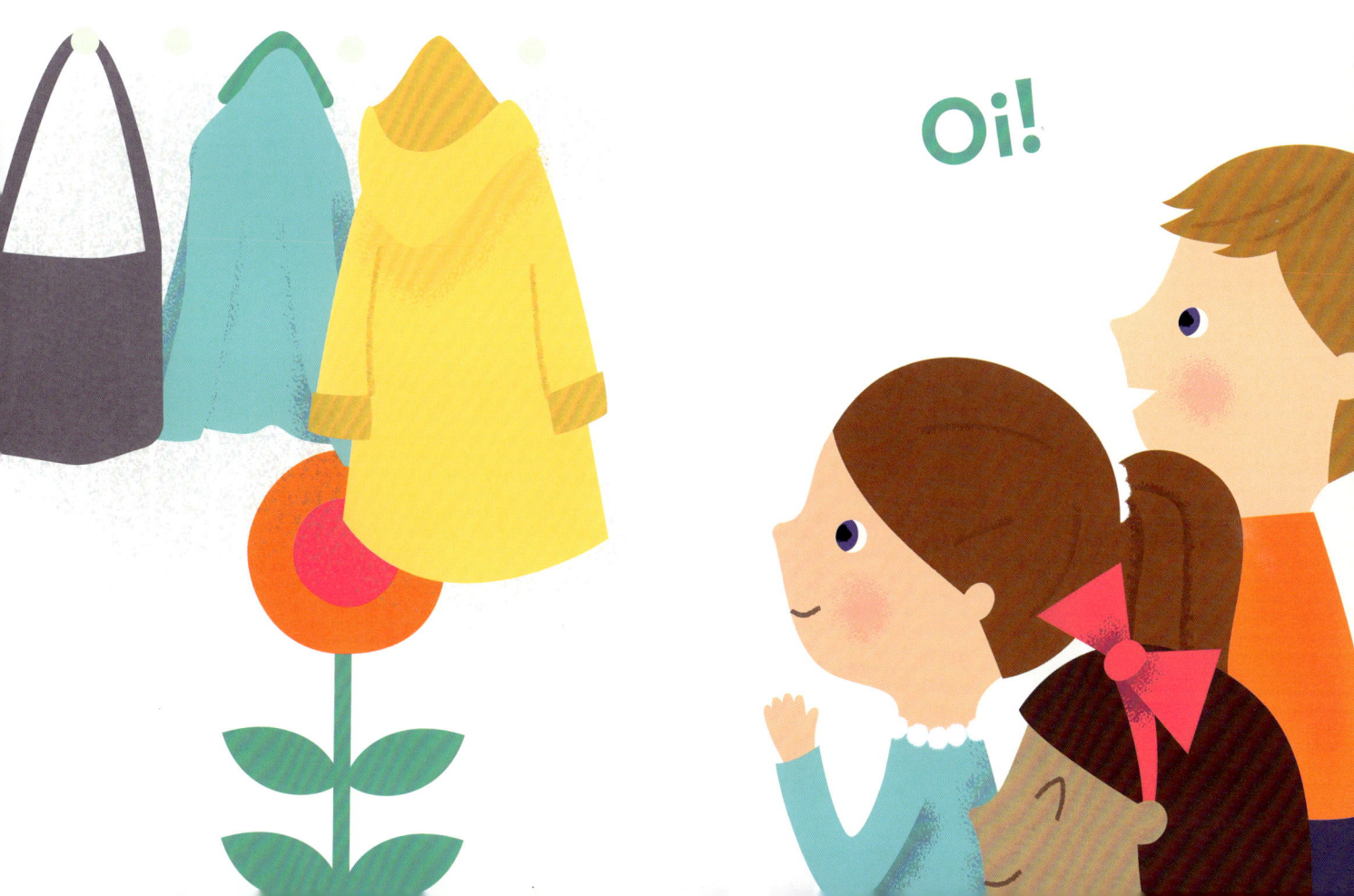

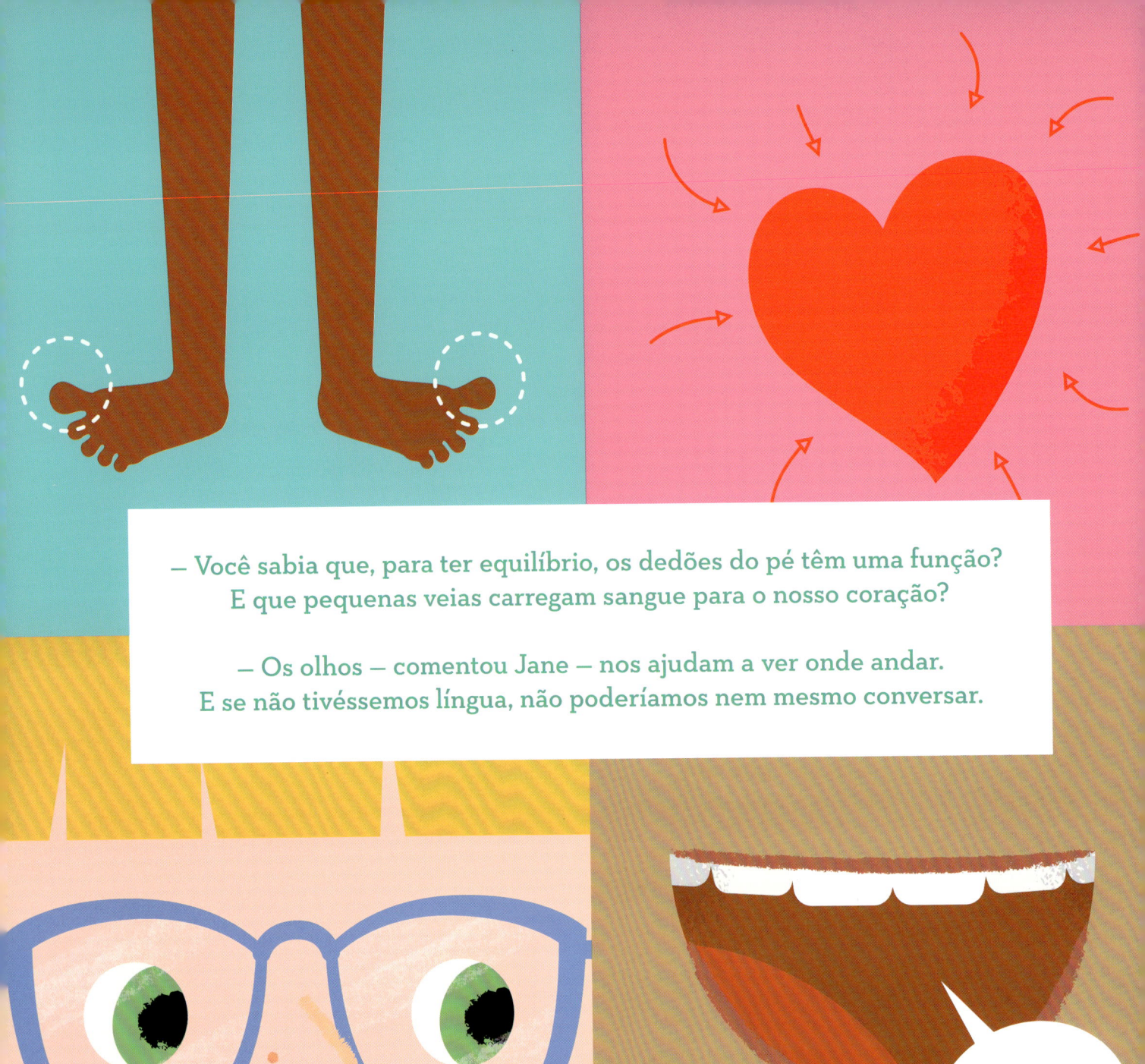

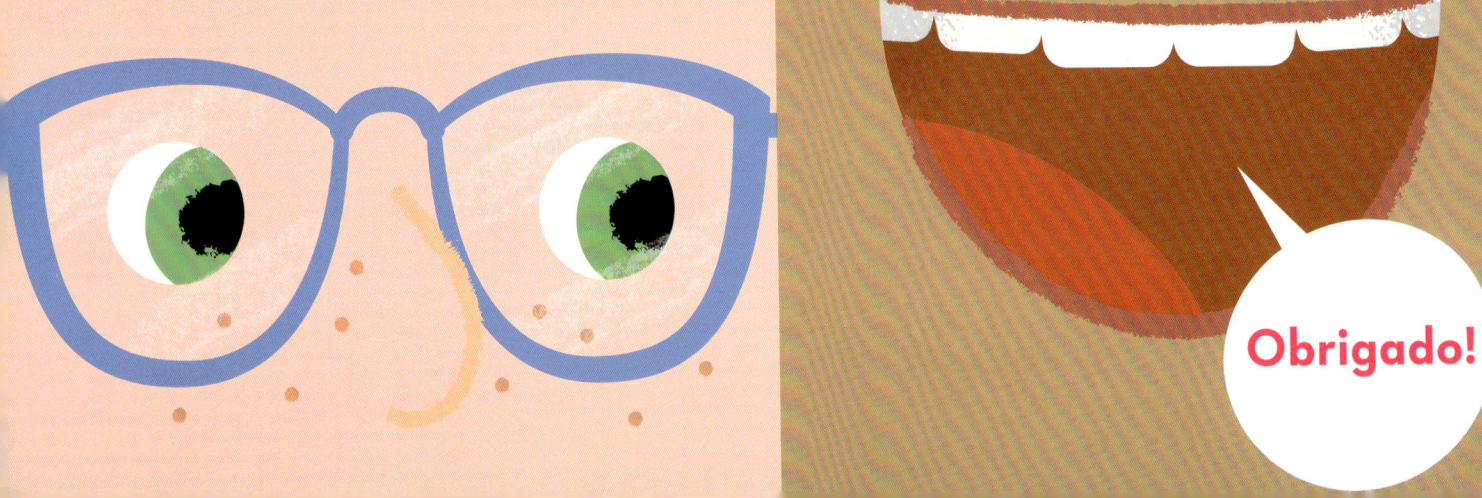

— Você sabia que, para ter equilíbrio, os dedões do pé têm uma função?
E que pequenas veias carregam sangue para o nosso coração?

— Os olhos — comentou Jane — nos ajudam a ver onde andar.
E se não tivéssemos língua, não poderíamos nem mesmo conversar.

Obrigado!

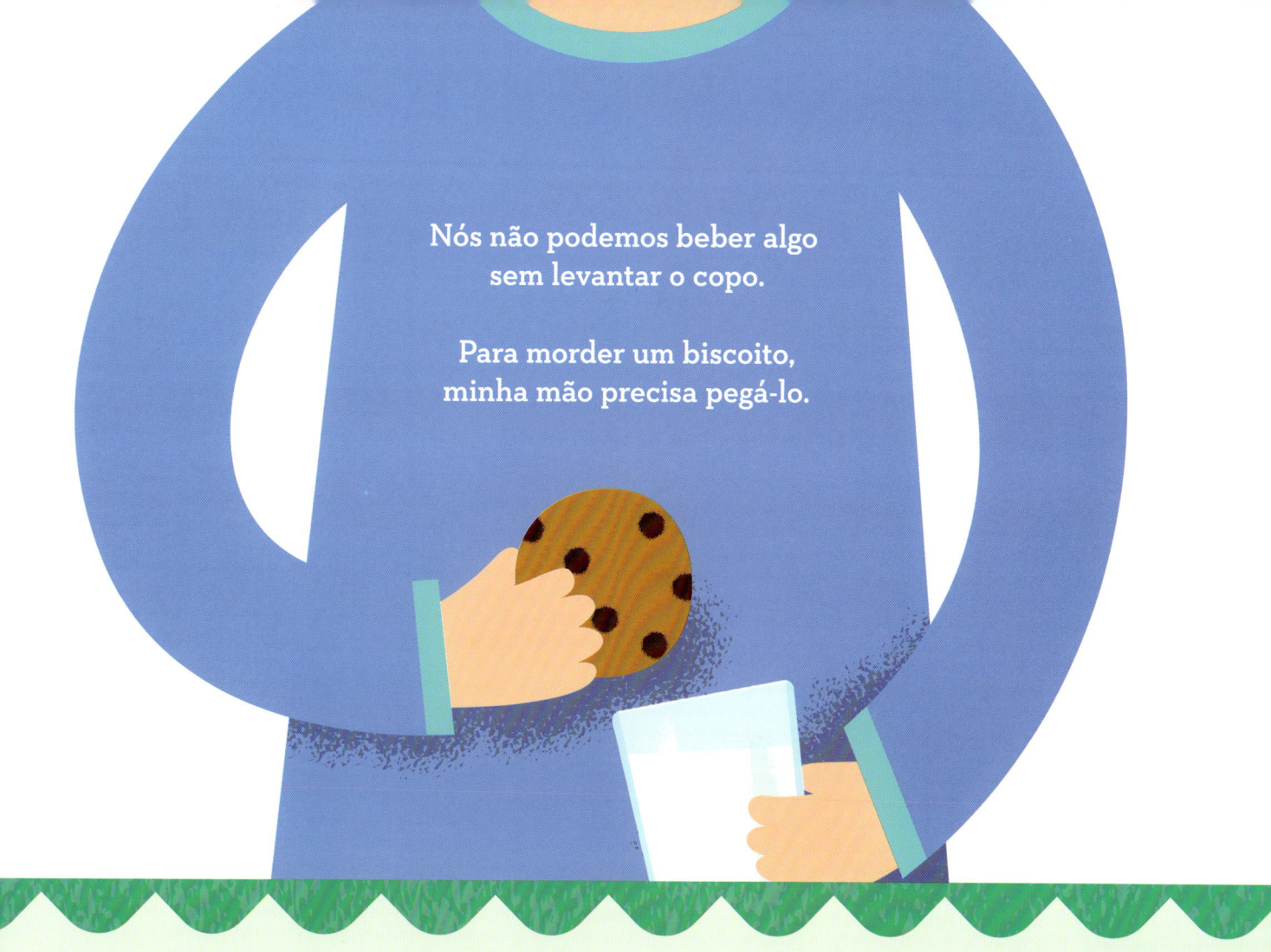

Nós não podemos beber algo sem levantar o copo.

Para morder um biscoito, minha mão precisa pegá-lo.

Assim, há muitos membros, mas um só corpo.
O olho não pode dizer à mão: "Não preciso de você!"
Nem a cabeça pode dizer aos pés: "Não preciso de vocês!"

1 Coríntios 12.20-21

A tia Carla estava animada.
— Isso não é perfeito?

Todas as partes trabalham juntas para tornar o corpo completo.

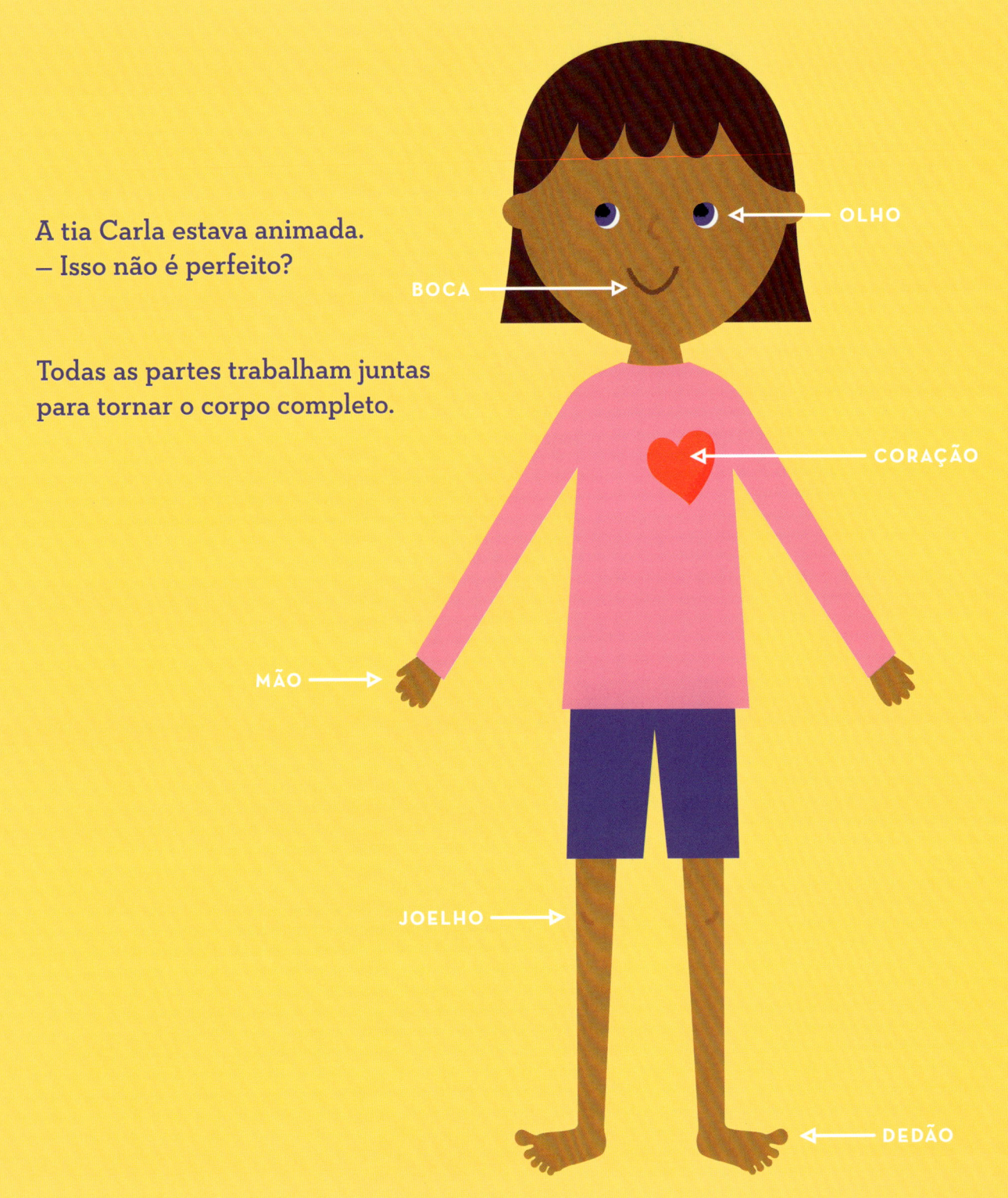

Paulo ensina que, nas igrejas, acontece o mesmo. Cada membro tem valor e uma parte para atuar.

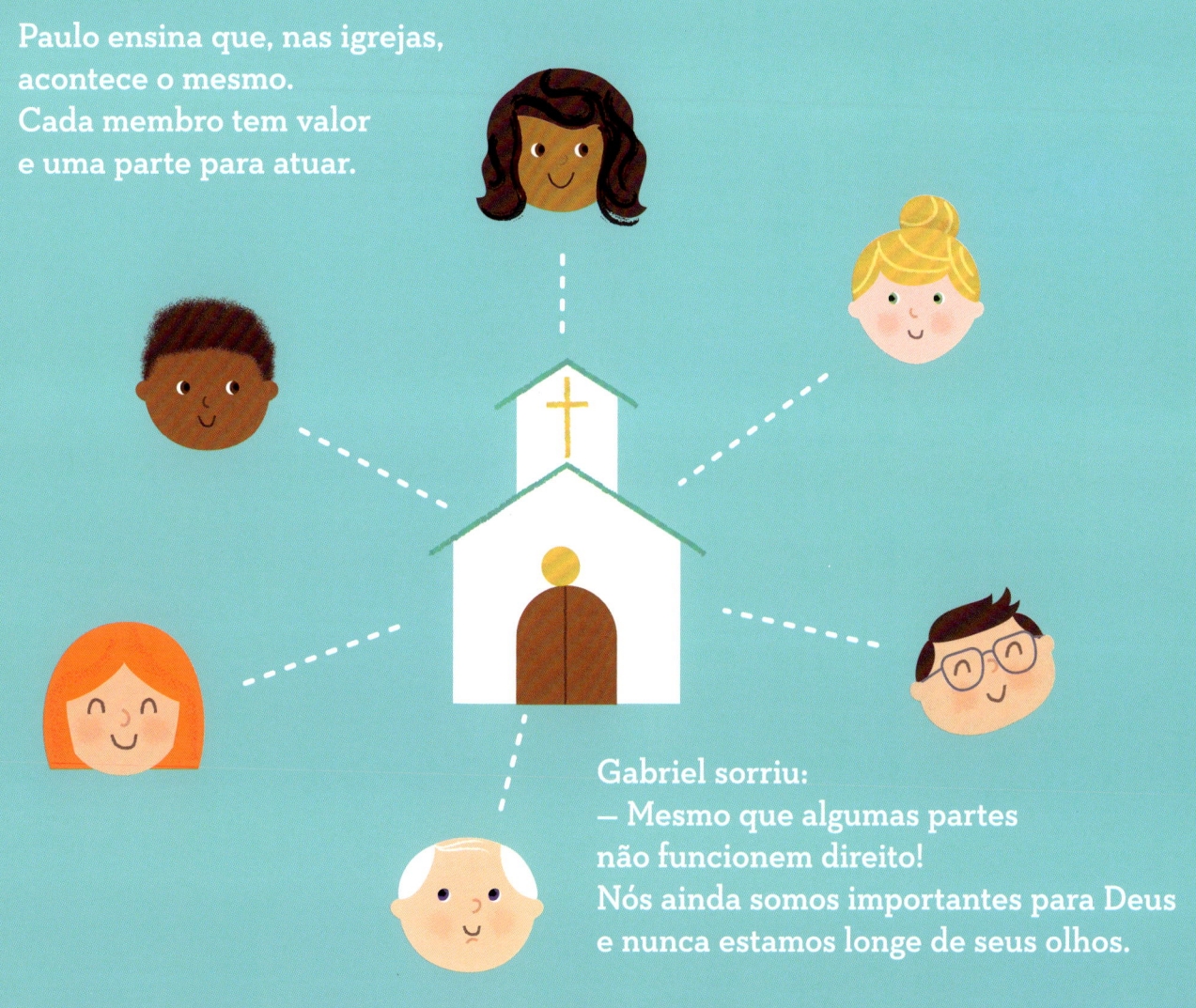

Gabriel sorriu:
— Mesmo que algumas partes não funcionem direito! Nós ainda somos importantes para Deus e nunca estamos longe de seus olhos.

Ao contrário, os membros do corpo que parecem mais fracos são indispensáveis, e os membros que pensamos serem menos honrosos, tratamos com especial honra. E os membros que em nós são indecorosos são tratados com decoro especial.

1 Coríntios 12.22,23

— Deus dá a todos nós
dons únicos que podemos usar.

Alguns gostam de orar
e outros podem cantar.

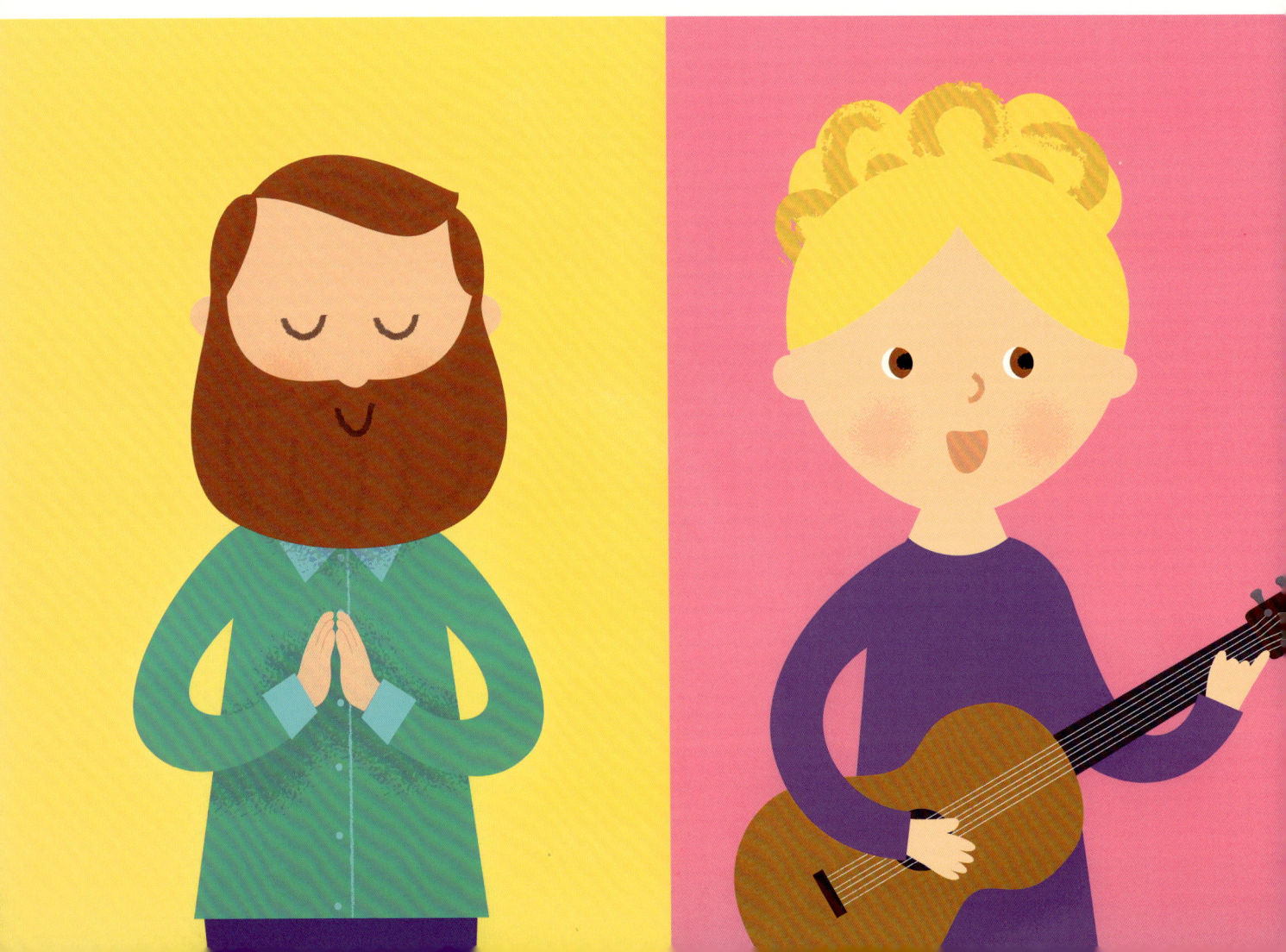

Há aqueles que fazem café
e pastores que pregam.
Há membros como eu que podem ensinar.

— Minha mãe cuida dos bebês aos domingos — disse Ana.
Ela ora por cada um e então beija suas cabecinhas.

Nenhum serviço na igreja é muito grande ou muito pequeno.
Nós queremos todos aqui.

Deus usa todos nós.

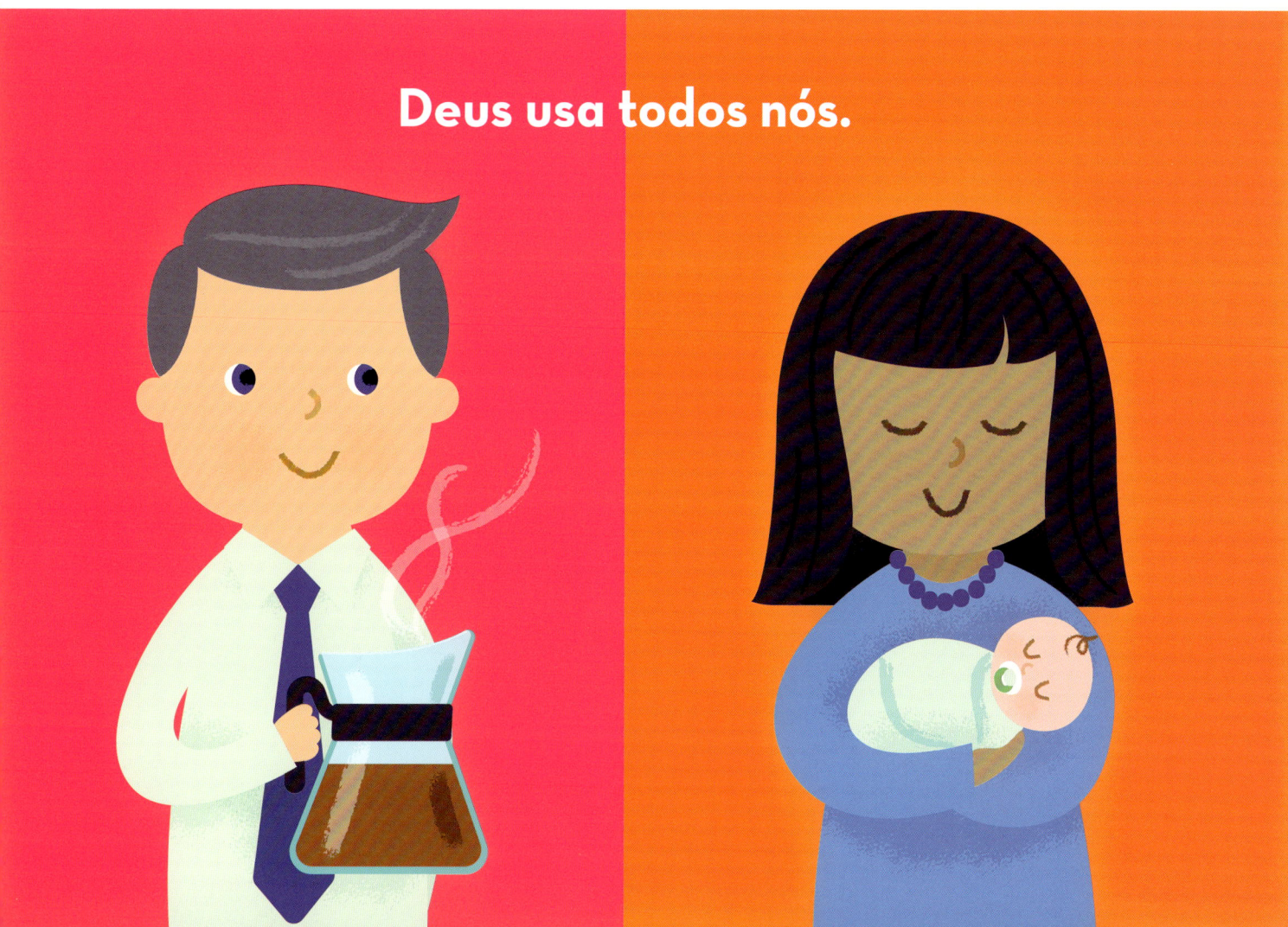

— A nossa aula terminará logo, logo.
Vocês têm alguma pergunta ou coisas que não sabem?

Então Samuel, um menino tímido, levantou a mão.
— Meu irmão tem necessidades especiais; eu entendo.

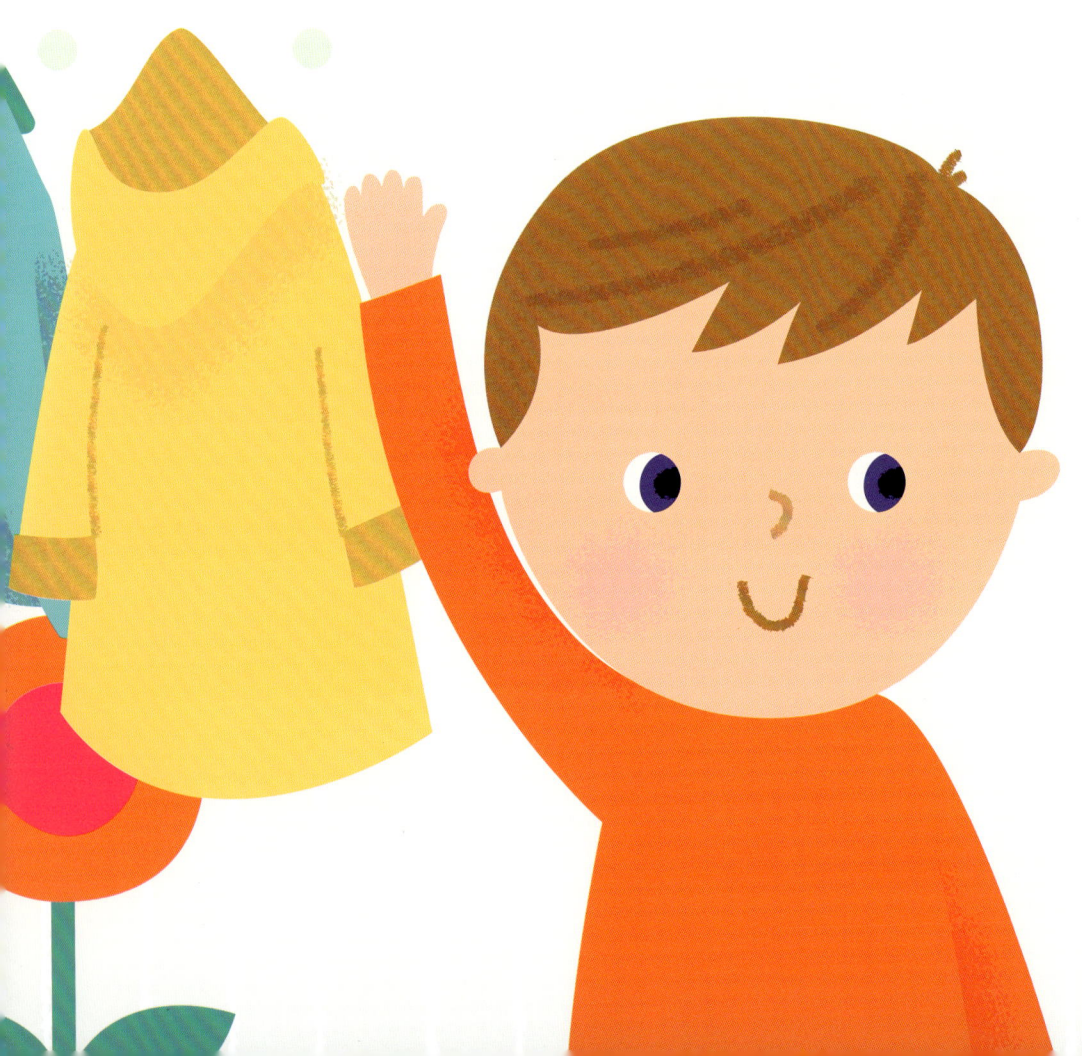

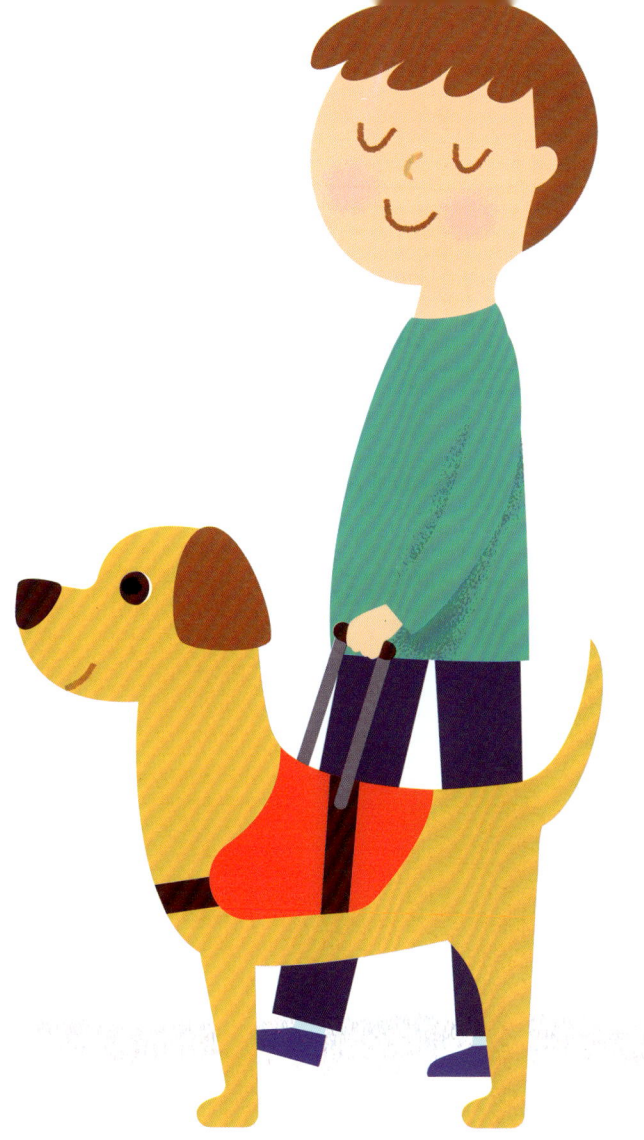

— Estou muito contente que esta lição tenha ajudado vocês a verem que deficiências fazem parte de como Deus nos fez especiais.

Vamos orar e agradecer a Deus por nos ensinar sobre o nosso valor.

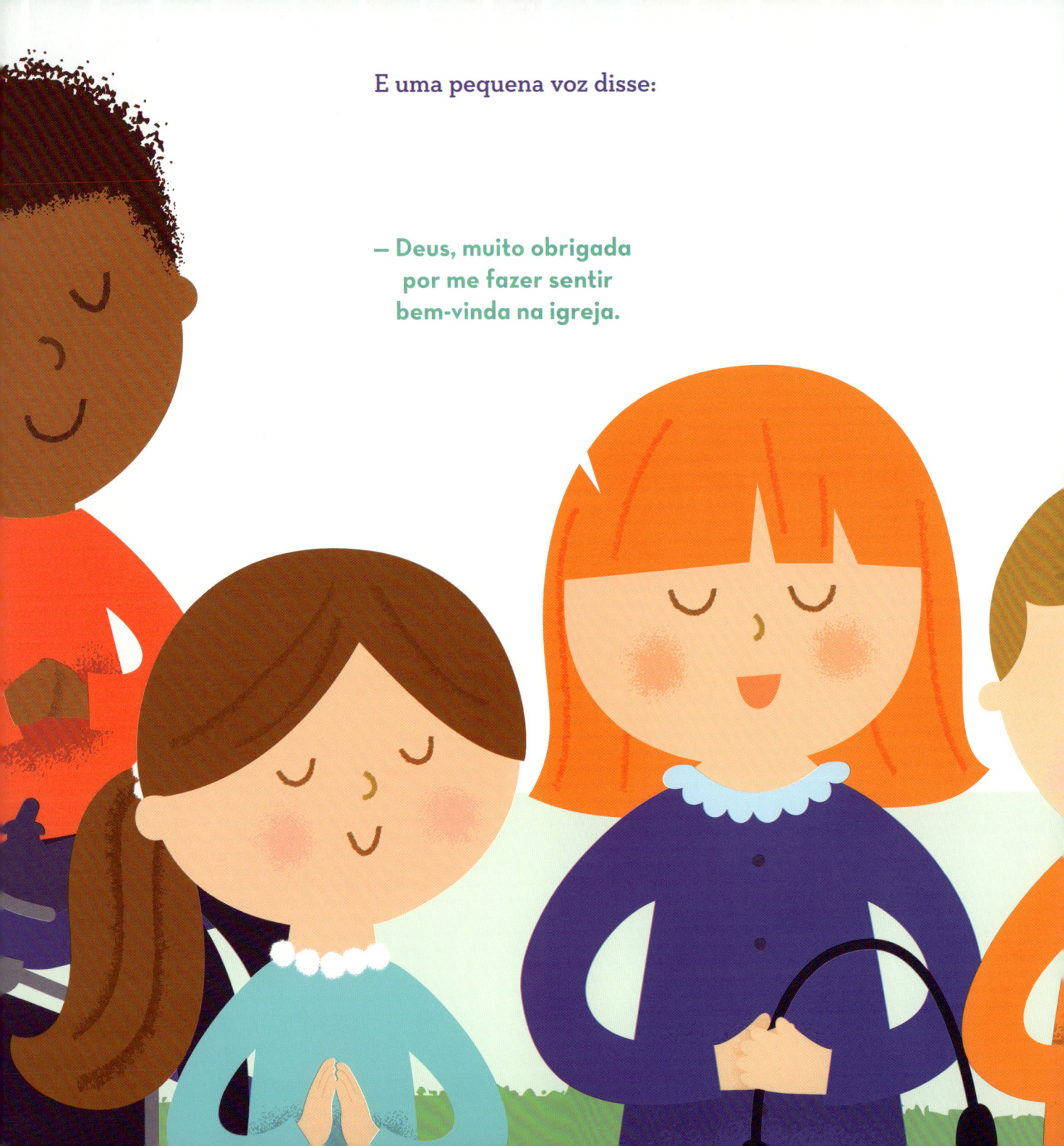

E uma pequena voz disse:

— Deus, muito obrigada por me fazer sentir bem-vinda na igreja.

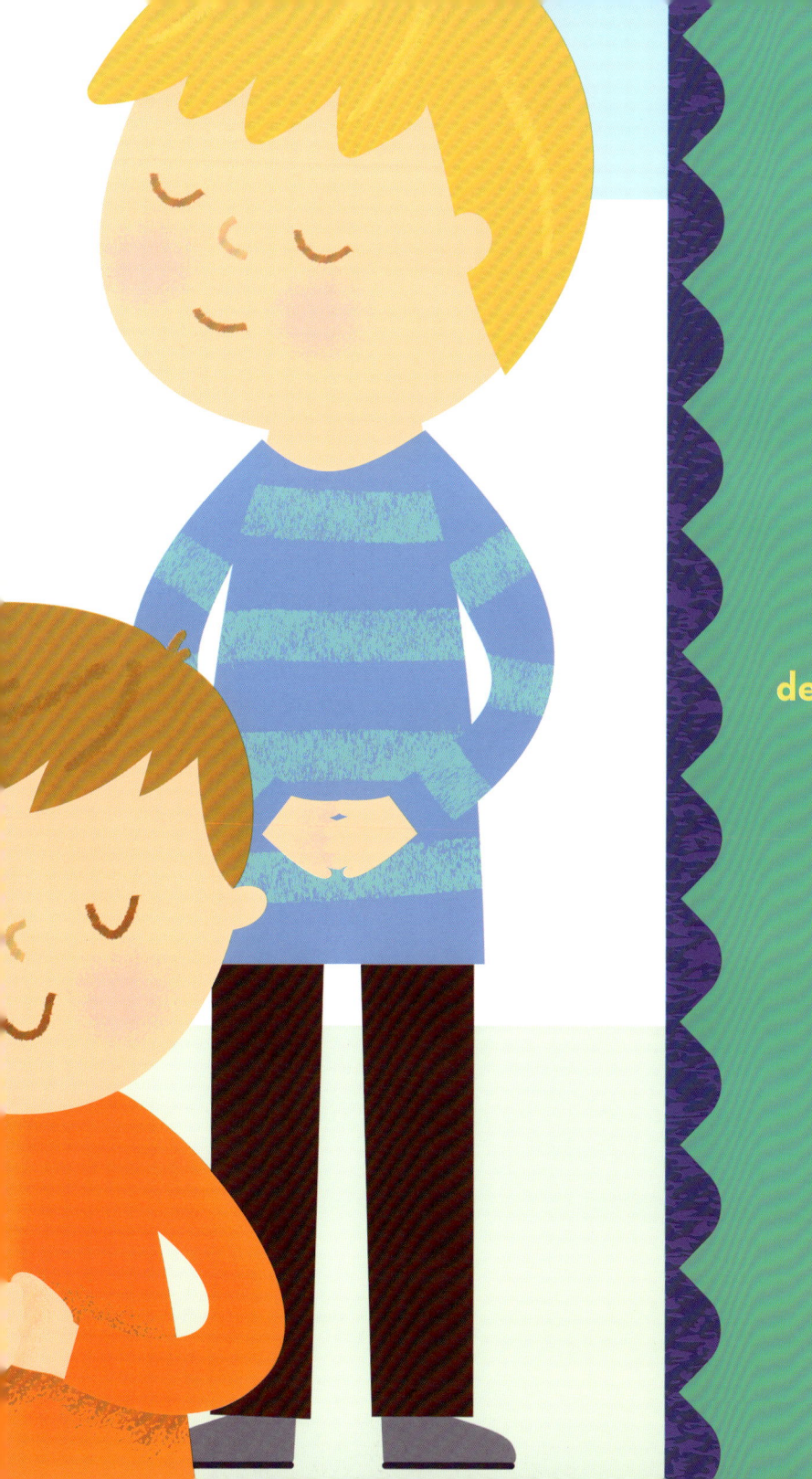

Quem recebe uma destas crianças em meu nome, está me recebendo.

Mateus 18.5

Quatro maneiras de ajudar as crianças a entender sobre Singularidade e Deficiência como parte do plano de Deus

1 Ensine a elas que, independente de nossas habilidades, cada um de nós foi criado por Deus com valor e dons especiais para compartilhar dentro das nossas igrejas.

Na história, a tia Carla ensinou a partir de 1Coríntios 12.20-23, onde o apóstolo Paulo compara os cristãos às partes de um corpo que necessitam uns dos outros para funcionar adequadamente. Paulo resumiu essa mensagem novamente em Romanos. Reveja esses versículos para ajudar as crianças a apreciarem sua própria singularidade e a verem o plano de Deus para usar os dons de todos dentro da família da igreja. Nós temos a tendência de reconhecer aqueles que podem cantar, pregar ou servir em uma posição de destaque, mas, como a tia Carla ressaltou: nenhum ato de serviço é "tão grande ou tão pequeno".

Assim como cada um de nós tem um corpo com muitos membros e esses membros não exercem todos a mesma função, assim também em Cristo nós, que somos muitos, formamos um corpo, e cada membro está ligado a todos os outros. Temos diferentes dons, de acordo com a graça que nos foi dada. (Romanos 12.4-6)

2 Ensine às crianças o que a Bíblia diz sobre Deus criar deficiência.

No Antigo Testamento, vemos que Moisés tinha uma deficiência. Ele não conseguia falar claramente e pode ser que fosse gago. Devido à sua dificuldade de expressão, Moisés não se sentia confiante de que Deus poderia usá-lo para ajudar a libertar os israelitas de Faraó. Mas Deus deixou claro que ele é o nosso Criador e que usaria Moisés para o seu propósito divino.

Disse-lhe o Senhor: "Quem deu boca ao homem? Quem o fez surdo ou mudo? Quem lhe concede vista ou o torna cego? Não sou eu, o Senhor? (Êxodo 4.11)

3 Ensine as crianças sobre como Jesus respondeu àqueles que tinham deficiências.

Em Lucas 14.21-23, Jesus ensina que nós devemos incluir intencionalmente em nossas vidas pessoas com deficiências. Ele mostrou grande compaixão pela dor e dificuldade delas e, em toda a Escritura, nós o vemos curando pessoas com deficiências.

Mateus 9.35 diz que enquanto Jesus ia por todas as cidades e povoados ensinando e pregando, ele também curava muitas pessoas.

Em João 9.1-7, Jesus curou um homem que era cego desde o seu nascimento. Ele diz aos seus discípulos que a deficiência do homem fazia parte do plano de Deus, porque sua cura demonstrou o maravilhoso poder de Deus.

No site do ministério Joni and Friends, Kid's Corner é o lugar especial de Joni onde as crianças podem aprender como ser amigos melhores de alguém com uma deficiência. É também um lugar onde pais, professores e líderes de igreja têm acesso a recursos gratuitos que ajudam crianças a aprender, crescer e servir. Tanto as crianças como os adultos podem aprender sobre incentivar projetos de serviço, descobrir atividades agradáveis e assistir a vídeos esclarecedores, tudo isso para encorajar relacionamentos com aqueles que possuem deficiências.

www.joniandfriends.org/kids-corner

4 Ensine as crianças sobre como ser amigo de alguém com deficiência.

Nos tempos bíblicos, muitas pessoas viam a deficiência como uma maldição ou o resultado de pecado. Infelizmente, muitas pessoas ainda têm ideias erradas sobre a deficiência hoje. Você pode ajudar as crianças a verem que Jesus deseja que amemos uns aos outros como Deus nos ama. Nós podemos expressar amor por meio da amizade quando não usamos palavras que são ofensivas ou não excluímos pessoas com deficiências.

Em Marcos 2.1-12, Jesus curou um homem que não podia andar. Os amigos do homem o carregaram numa maca para buscar a ajuda de Jesus. Eles até fizeram um buraco no telhado da casa para descerem o seu amigo. Jesus louvou a fé e os esforços deles em favor do amigo.